DES
ACCÈS CONVULSIFS

DE LA

PARALYSIE GÉNÉRALE

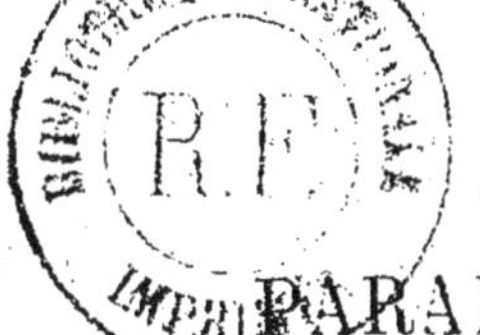

PAR

LE D' EDMOND DUPOUY

Ancien interne en médecine et en chirurgie de l'hospice de Charenton,
Lauréat de la Société médico-psychologique,
Prix Aubanel (1868),
Ancien interne lauréat, médaille d'or des Asiles publics d'aliénés,
Prix Esquirol (1865).

PARIS

LECLERC, LIBRAIRE-ÉDITEUR

Rue de l'École-de-Médecine, 14

1869

DES
ACCÈS CONVULSIFS
DE LA
PARALYSIE GÉNÉRALE

PAR

LE Dʳ EDMOND DUPOUY

Ancien interne en médecine et en chirurgie de l'hospice de Charenton
Lauréat de la Société médico-psychologique,
Prix Aubanel (1868),
Ancien interne lauréat, médaille d'or des Asiles publics d'aliénés,
Prix Esquirol (1865).

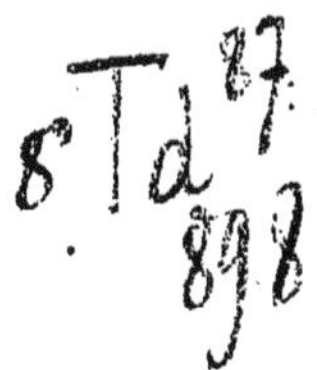

PARIS

LECLERC, LIBRAIRE-ÉDITEUR

Rue de l'École-de-Médecine, 14

1869

DES
ACCÈS CONVULSIFS

DE LA

PARALYSIE GÉNÉRALE

Quibus autem artibus aut prudentia major
inest, aut non mediocris utilitas quæritur, ut
medicina, ut doctrina rernm honestarum, hæ
sunt iis, quorum ordini conveniunt honestæ.

CICÉRON.

AVANT-PROPOS.

En venant présenter cette thèse à la sanction
de la Faculté de médecine de Paris, nous ne
pouvons nous défendre d'une certaine émotion.
Le sujet qui nous a été fourni par la Société médico-psychologique, à l'occasion du concours
pour le prix Aubanel, est de ceux qu'on ne peut
résoudre sans toucher aux doctrines médicales
qui paraissent le mieux établies.

N'y a-t-il pas, en effet, une certaine témérité
de notre part à envisager, par exemple, la paralysie générale avec tous ses symptômes, avec ses
lésions encéphaliques constantes, non plus comme
une affection cérébrale, comme une méningo-
encéphalite, mais bien comme une maladie générale, comme une maladie *totius substantiæ*, dont
les caractères anatomiques se trouvent partout,

dans les viscères thoraciques et abdominaux, dans le système circulatoire comme dans les centre nerveux. Telle est du moins la conclusion qu'il faut tirer de notre étude des accidents convulsifs qui compliquent la paralysie générale.

Croit-on, en effet, avoir tout dit sur cette maladie quand on l'aura traduite, soit par le mot inflammation, soit par une dégénérescence quelconque? Non, et quant à nous, étayé de l'expérience de nos maîtres, convaincu par plusieurs années d'observations sérieuses, nous affirmons que son caractère principal est une cachexie générale et progressive, dont le principe essentiel nous échappe.

Ces symptômes sont connexes et tellement nombreux qu'on ne peut en étudier un seul, sans passer en revue toutes les névroses, c'est-à-dire tous ces états complexes qui encombrent la nosographie et qui seraient peut-être mieux à leur place dans la pathologie générale.

Que restera-t il en effet, « si on récuse, comme le dit le savant professeur Axenfeld, les états pathologiques avec symptômes nerveux qui dépendent de l'altération des solides, pour les rejeter dans la nosographie organique, si l'on repousse les affections dépendant d'une modification des liquides sous prétexte qu'ils appartiennent à la nosographie étiologique, que res-

tera-t-il pour compléter la classe des névroses?
Il restera un amalgame de faits qui se ressem-
blent en un seul point, en ce que leur nature
nous échappe, un amas d'états morbides essen-
tiels, c'est-à-dire existant parce qu'ils existent ;
il restera, en un mot, notre ignorance élevée à
la hauteur d'un caractère nosologique. »

Que si donc, réellement animé de l'exactitude
scientifique, on dirige ses investigations anatomiques au-delà du cerveau et de ses annexes,
on verra que tous les organes, tous les tissus
ont leurs lésions particulières primitives ou con-
sécutives, peu importe. N'est-ce pas dire que
toutes les parties de notre organisme sont soli-
daires les unes des autres, qu'un lien plus ou
moins bien connu existe entre les viscères, les
centres nerveux et la circulation, et que, lors-
qu'un de ces éléments vitaux vient à être altéré,
les fonctions des autres doivent se modifier suivant le contre-coup des lésions qu'ils subissent.

C'est sous l'influence de ces considérations générales que nous allons maintenant essayer de
nous servir des faits fournis par l'observation,
des données de l'anatomie pathologique, des con-
quêtes de la physiologie normale et pathologique
pour chercher l'explication des accidents convulsifs des déments paralytiques, ou plutôt pour
saisir les rapports des fonctions de l'organisme

avec ces phénomènes morbides dont nous sommes
trop souvent les témoins impuissants.

DESCRIPTION.

C'est principalement à la dernière période de
la paralysie générale qu'on observe la plus grave
des complications de cette maladie, connue sous
le nom d'attaques épileptiformes, d'accès convulsifs de la paralysie générale.

Il y a quelques mois à peine qu'on a assisté à la
dernière phase de la déchéance intellectuelle et
physique de ces malades ; l'excitation est tom-
bée, l'intelligence ne se manifeste plus que par
quelques idées incohérentes ; — et encore faut-il
être bien indulgent pour voir toujours une idée,
même maladive, dans tous les mots qu'ils arti-
culent avec un embarras de la parole extrêmement prononcé, — la démarche est chancelante,
l'affaiblissement de l'organisme est comp'et, quoique souvent masqué par un embonpoint trompeur
et du plus mauvais augure. Alors brusquement
ils sont foudroyés par cet épiphénomène de la
péri-encéphalite.

C'est le plus souvent après les repas : on les
voit marcher obliquement, au hasard, dans le
préau de la division , et tout à coup ils tombent
sans présenter le moindre symptôme précurseur

apparent. Quelquefois un accès précédent, une faiblesse excessive a nécessité leur maintien au lit d'une manière continue, et c'est là qu'ils sont frappés.

C'est alors qu'on constate un phénomène qui semble dominer toute la scène pathologique, un des symptômes fonctionnels dépendant des organes actifs du mouvement : *les convulsions.*

Tantôt peu intenses, elles n'intéressent que la moitié du corps, les muscles d'un bras, d'une jambe, quelquefois elles sont alternes, puis elles cessent quelques heures après, pour reparaître après une rémission de quelques instants et se continuer pendant vingt-quatre heures et plus. Tantôt elles revêtissent un caractère de gravité spéciale : « Dans les cas de ce genre, dit M. Calmeil (1), on voit quelquefois se produire pendant vingt-quatre, trente, soixante heures, sans aucune intermittence, des espèces de tressaillements spasmodiques dans les paupières, dans les muscles des lèvres, des joues, tandis que le globe de l'œil demeure fixé à la même place, soit en haut, soit en dedans, soit en dehors de l'orbite, tandis que les bras, les cuisses, les jambes sont incessamment ébranlés par des espèces de secousses plus ou moins violentes. Ces phéno-

_____

(1) Traité des maladies inflammatoires, t. I, p. 501.

mènes convulsifs peuvent être limités à une moitié de la face, à une moitié du corps, à un bras, une jambe, se montrer prédominants, soit à droite, soit à gauche. De même, ils peuvent être accompagnés d'une roideur tétanique des muscles de la mâchoire, des muscles du cou, d'un état de contracture des muscles du bras, de contractions du poignet, de roideur des muscles des jarrets et d'une impossibilité absolue d'avaler. »

Dans certaines circonstances on a constaté, d'après Marcé (1), une certaine analogie entre les convulsions et l'attaque épileptique, avec cri initial, alternatives de pâleur et de rougeur de la figure, écume sanguinolente et convulsions spéciales.

Comme phénomènes secondaires de cet état nerveux, nous devons mentionner une diminution de la chaleur de la peau, du ptyalisme, une anesthésie presque complète et les bruits tumultueux des battements du cœur.

Quand les malades ne succombent pas immédiatement à la force de l'attaque, ce qui arrive généralement, les convulsions s'affaiblissent progressivement, se limitent de plus en plus et disparaissent, après s'être localisées quelque temps dans les muscles de la face et dans quelques-uns de ceux de l'avant-bras et de la cuisse.

(1) Traité pratique des maladies mentales.

Mais, lorsque ces accidents ont disparu, quand les malades sont sortis du coma consécutif, il y a toujours une aggravation dans les symptômes de la paralysie générale; ils sont plus affaiblis qu'auparavant, ils restent fixés dans leurs lits, sans conscience des choses extérieures. Aucune expression n'est assez forte pour décrire la décrépitude de leur organisme.

Des eschares se forment au sacrum, des éruptions furonculeuses se montrent sur toutes les parties du corps (1). Ils deviennent hémiplégiques, ou du moins on observe une faiblesse plus grande dans une moitié du corps que dans l'autre; ils grincent des dents continuellement, même la nuit, dans ce demi-coma qui leur tient lieu de sommeil.

Enfin, quand ces crises se sont renouvelées deux ou trois fois, très-rarement plus, à quelques mois d'intervalle, la mort arrive avec ou sans convulsions, et met fin à ce triste spectacle d'une des plus terribles des maladies humaines.

ANATOMIE PATHOLOGIQUE.

Nous avons fait depuis plusieurs années de nombreux examens de cerveaux de paralytiques

______

(1) Nous avons même souvent vu, pendant notre internat dans le service de chirurgie de notre savant maître M. le Dr Deguise, de véritables éruptions d'anthrax.

morts dans les accès convulsifs de la paralysie générale. Nous avons toujours dans ces circonstances poussé nos investigations anatomiques dans tous les viscères de nos sujets.

Nous nous proposons ici de consigner les faits les plus saillants que nous avons observés. On trouvera la description complète de quelques-unes de nos autopsies, à la suite des huit observations que nous avons choisies parmi les plus intéressantes et que nous avons jointes à la fin de notre travail.

Dure-mère. — Arborisation des vaisseaux. Sinus gorgés de sang.

Arachnoïde. — Sérosité sanguinolente dans la cavité arachnoïdienne. Fausses membranes dans quelques cas.

Pie mère. — Adhérences plus générales s'étendant aux lobes occipitaux et à la face inférieure de l'encéphale. Cette membrane, vue par transparence se montre sillonnée par de gros vaisseaux anastomosés les uns avec les autres. Infiltration séreuse du tissu cellulaire qui est fortement épaissi.

Cerveau. — Induration de la substance blanche ayant une certaine analogie avec la consistance du mastic. Il présente à la coupe un piqueté abondant. Ramollissement considérable de la substance corticale qui est fortement atrophiée. Aspect ulcéré quand la pie-mère a été enlevée. — Ventricules latéraux très-dilatés contenant de la sérosité sanguinolente. Nous avons trouvé un certain nombre de cerveaux complétement exsangues.

Cervelet.— Ramollissement très-étendu. Adhérences avec la pie-mère cérébelleuse. Hyperémie non constante.

Protubérance. — Foyers de ramollissement.

Bulbe. — Ramollissement de la substance grise. Induration de la substance blanche.

Moëlle. — Nous n'avons examiné qu'un certain nombre de moelles. La substance grise était ramollie et hyperémiée en plusieurs points, mais non d'une manière constante. Sur une nous avons constaté des foyers de ramollissement multiples.

Poumons. — Gorgés de sang, d'une couleur violacée et presque noirâtre. Les sommets étaient presque toujours tuberculeux.

Bronches. — Membrane interne d'un rouge livide tapissée de mucosités spumeuses et sanguinolentes.

Cœur. — Distendu par des caillots noirs volumineux remplissant les deux cavités.

Foie. — Généralement hypertrophié et hyperémié.

Reins. — Presque toujours fortement hyperémiés. La substance corticale présentait dans un grand nombre de cas une coloration violacée et une dégénérescence granulo-graisseuse.

Intestins. — Muqueuse boursouflée, présentant de nombreux foyers d'hémorrhagie capillaire et dans certains cas de véritables ulcérations, principalement au niveau des plaques de Peyer.

Artères. — Presque toujours athéromateuses.

Tel est le résumé de nos examens anatomiques de paralytiques morts à la suite ou pendant le cours d'accès convulsifs. En ce qui concerne les centres nerveux, on peut dire que le caractère principal des lésions est celui qui semble résulter de la congestion. quoique nous ayons quelquefois constaté l'anémie la plus complète : *Convulsio vel a repletione fit, vel ab inanitione.*

PHYSIOLOGIE PATHOLOGIQUE.

§ I.

C'est en vain que nous avons cherché dans les ouvrages des pathologistes modernes une étude physiologique sur les convulsions des paralytiques généraux. Tous ont constaté un afflux sanguin des centres nerveux et se sont arrêtés à ce fait matériel dont la coïncidence à peu près constante a servi jusqu'à présent d'explication suffisante, soit, pour quelques-uns que la congestion ait sur l'axe céphalo rachidien une action compressive, soit pour d'autres une action stimulante exagérée.

Bayle le premier a consigné les *attaques conges-tives* des paralytiques dans son traité des maladies du cerveau. Il dit (1): « Les attaques à forme apoplectique qui surviennent si fréquemment au début et pendant le cours de la méningite chronique sont le résultat d'une congestion sanguine subite dans les vaisseaux de la pie-mère et du cerveau. Le succès constant des émissions sanguines à la suite de ces attaques, le retour complet des mouvements et, lorsque les malades succombent, l'injection considérable de la pie-mère et l'absence de tout épanchement sanguin et de toute altération cérébrale mettent tellement cette vérité hors de doute que je ne crois pas devoir y insister davantage. »

Nous discuterons plus loin la théorie de Bayle; mais quant au succès de ses émissions sanguines, nous n'y croyons pas. Nous avons pour nous l'autorité de tous les aliénistes et en particulier celle de notre ancien maître, M. le Dr Calmeil.

Aubanel, sous les mêmes influences doctrinales du temps, vit aussi dans tous les accidents qui compliquent la paralysie générale un rapport

(1) Bayle, Traité des maladies du cerveau, p. 501.

direct de causalité avec l'hyperémie cérébrale. Il classe toutes ces complications sous huit formes différentes (1): la forme légère, la forme maniaque, la forme convulsive, la forme hémiplégique, le coup de sang, la forme intermittente, la forme comateuse, la forme irrégulière.

M. Calmeil est du même avis que les manigraphes modernes. Il rend compte dans un de ses ouvrages (2) de plusieurs observations de lésions de la myotilité qui compliquent la péri-encéphalite diffuse. Dans les unes, il constate que les troubles nerveux n'intéressent qu'une seule partie du corps; — dans les autres, les lèvres, les joues, les cuisses, les bras, les jambes étaient secoués par des spasmes convulsifs; chez d'autres encore on les observait d'une manière alterne.

Faut-il ajouter que le savant médecin de Charenton attribue la nature de ces troubles nerveux à un excès de sang dans le système capillaire des centres nerveux intra-crâniens. Il dit en effet, dans son dernier travail (3), que « la persistance d'un état comateux inquiétant, de phénomènes convulsifs violents, de symptômes d'hémiplégie ou de contracture musculaire pendant cinq ou

(1) Annales médico-psychologiques, t. VIII, p. 189.
(2) Calmeil, de la Paralysie générale considérée chez les aliénés.
(3) Calmeil, Traité des maladies inflammat., t. I, p. 506.

six jours, doit faire supposer que la réplétion des
capillaires encéphaliques n'a pas cessé, au moins
d'une manière complète sur les malades qui sont
en proie à de pareils accidents nerveux; mais on
peut être sûr qu'après une pareille persistance
de l'état congestif, l'élément nerveux lui-même
ne peut se trouver que de plus en plus compro-
mis. »

Il est difficile de décrire d'une manière plus
complète que ne l'ont fait Bayle, Aubanel,
M. Calmeil, les symptômes et les caractères anatomiques des complications de la paralysie générale ; mais les travaux de ces auteurs sont à peu
près muets sur la physiologie de cette partie de
la pathologie cérébrale. Cependant nous avons
trouvé, dans un travail peu connu de M. Calmeil (1), plusieurs observations dans lesquelles
il attribue les convulsions à une irritation provoquée par le ramollissement de la moelle épinière,
Dans l'observation 1ʳᵉ, il s'agit d'un jeune homme
mort dans le service d'Esquirol, ayant présenté
les symptômes suivants : à la suite d'excès, début subit de lypémanie, perte de connaissance,
contracture des bras; bras droit tendu, bras gauche flexible, affaiblissement des mouvements

(1) Recherches sur la structure, les fonctions et le ramollissement de la moelle épinière..., in Journal des progrès
des sciences et institutions médicales, 1828.

volontaires; la sensibilité est émoussée; hoquet, déglutition difficile, respiration gênée; *convulsions du bras droit*, paralysie complète des quatre membres. L'autopsie révèle la désorganisation de la moelle depuis la sixième vertèbre cervicale jusqu'à sa terminaison; elle coule goutte à goutte comme un liquide fortement onclueux. Tous ses faisceaux sont également détruits. La portion située au-dessus de la sixième vertèbre cervicale prend l'aspect propre à l'état normal. Cependant les cordons médullaires sont un peu ramollis, et, dans le faisceau droit, le ramollissement s'élève d'un pouce plus haut que dans les autres faisceaux. Cette lésion anatomique provoque à l'auteur les réflexions suivantes : « Les convulsions du bras droit ont dû être occasionnées par un état d'agacement de la face postérieure de la moitié droite du renflement cervical. J'ignore pourquoi la face postérieure de la moitié gauche du même renflement et la face postérieure du renflement crural, qui semblent avoir été soumises aux mêmes influences, n'ont pas été le point de départ de secousses convulsives. » Au sommet du poumon droit existe une masse tuberculeuse de la grosseur du poing. L'estomac et l'intestin sont ulcérés.

Dans l'observation II, il s'agit d'un vieillard, entré dans le service de Royer-Collard, chez lequel on a observé les symptômes suivants : à la suite d'une maladie grave, aliénation mentale, perte subite de connaissance, contracture du bras gauche, paralysie des quatre membres, *mouvements convulsifs dans tout le côté droit*, sensibilité abolie. On trouve à l'autopsie cadavérique, à partir de la seconde vertèbre cervicale, la moelle épinière, dans une étendue de plusieurs pouces, comme fondue en une sorte de bouillie liquide et rougeâtre. « Le bras gauche seul a été contracté, ajoute M. Calmeil ; le bras droit seul a été agité de mouvements convulsifs ; ce nouveau défaut d'identité dans les symptômes en suppose un autre dans l'état des faisceaux postérieurs du prolongement rachidien ; le faisceau postérieur droit était probablement seul *agacé ?* Peut-être le faisceau postérieur gauche a été détruit de bonne heure ; peut-être la contracture a tenu à la prépondérance d'action du faisceau antérieur correspondant. »

Un peu plus loin, le médecin de Charenton affirme n'avoir observé aucune lésion du prolongement rachidien chez des paralytiques morts après avoir présenté pendant deux, trois, quatre jours, des phénomènes convulsifs avec résolution des membres et perte de la sensibilité.

Enfin, la troisième observation se rapporte à un magistrat âgé de 46 ans. Après des excès de

toutes sortes, il entre dans le service d'Esquirol,
atteint de paralysie générale. Tout à coup, état
comateux, secousses convulsives des quatre membres et du tronc, sensibilité presque abolie. Mort
au bout de 24 heures. L'autopsie permet de con-
stater les lésions encéphaliques de la paralysie
générale. Au niveau de la neuvième vertèbre
dorsale à peu près, la moelle présente un ramollissement complet ; elle est convertie en une bouillie claire, blanche, homogène, dans laquelle on
ne distingue plus trace d'organisation. Ce ramollissement cesse d'une manière brusque à l'origine
du renflement lombaire, ce qui fait que la partie
diffluente est placée entre deux portions tout à
fait saines. C'est à ce ramollissement que M. Calmeil attribue encore les phénomènes convulsifs,
l'insensibilité presque complète des jambes. Le
désordre épargnait le renflement thoracique et
l'origine de la moelle dorsale. Cependant les
membres supérieurs et le haut du tronc ont
éprouvé des secousses convulsives. « L'*irritation*
des faisceaux postérieurs, dit l'auteur, se propa-
geait, avant qu'il fussent liquéfiés dans toute
l'étendue de l'organe. C'est ainsi que noús avons
vu survenir sur des animaux des convulsions
générales quand nous *agacions* la moelle épinière. »

En résumé, nous voyons que pour Bayle, Aubanel, M. Calmeil, les convulsions s'expliquent, soit par la congestion des centres nerveux amenant ou une excitation anormale, ou des phénomènes de compression, soit par la désorganisation d'une partie de la moelle déterminant toujours une sorte d'agacement des faisceaux, mais consécutif à la réplétion persistante des capillaires encéphalo-rachidiens.

Avant d'aborder la discussion de ces théories, nous allons examiner la solution qu'a donnée Marshall-Hall de ces troubles fonctionnels.

Après avoir décrit ce qu'il entend par un arc nerveux diastaltique (1), le physiologiste anglais admet que chaque point de cet arc peut être le point de départ d'une maladie « *du système spinal.* » De l'hyperémie encéphalique dérive la paralysie *par compression* de la moelle allongée ainsi que des nerfs qui s'y rendent, surtout le récurrent, le pneumogastrique, etc., d'où résultent alors un laryngisme et un bronchisme paralytiques, c'est-à-dire l'asphyxie.

Admettant des irritations gastrique, entérique, utérine..... cheminant vers les centres nerveux, ces irritations agiront d'une manière réflexe ou diastaltique sur les muscles du cou et produiront la compression des veines, l'occlusion de la glotte,

____

(1) Marshall-Hall, Aperçu du système spinal.

la protrusion et la morsure de la langue, symptômes que l'auteur désigne sous le nom de trachélisme.

Mais chacun de ces effets en engendrera d'autres qui se montreront à l'œil de l'observateur de la manière suivante : avec la compression des veines, le teint pourpré de la face, l'hyperémie de l'encéphale, la manifestation des accidents cérébraux, les vertiges, l'oubli. — Avec l'occlusion plus ou moins complète de la glotte, des symptômes spinaux c'est-à-dire les convulsions générales. « Les contractions spasmodiques de la langue, de la mâchoire inférieure, dit l'auteur, page 101, ne diffèrent que par leur siége et par la spécificité et la gravité de leurs effets. Si ces contractions sont restreintes au cou, ces effets ne sont que des symptômes cérébraux; étendues à la glotte, elles produiront l'occlusion de cet organe, d'où résultent des efforts violents de respiration, efforts d'expiration surtout suivis immédiatement de convulsions générales. Cette occlusion de la glotte est-elle essentielle au développement de la convulsion, de cette convulsion qui ébranle le cerveau, je le crois. Il se peut qu'il y ait des affections spasmodiques, hystériques, etc., qui aillent même jusqu'au tétanos, mais si la glotte n'est pas fermée, il n'y a pas de vraie convulsion ; donc, si l'on pratiquait la tra-

chéotomie, il ne pourrait y avoir d'épilepsie forte
ou autre forme de convulsion générale. » Il y a
dans cette manière d'interpréter les convulsions
quelque chose qui séduit au premier abord. Mais
le point de départ de ces irritations centripètes
que Marshall-Hall place dans l'estomac, dans
l'intestin, dans l'utérus, est encore plus que pro-
blématique.

Il admet la congestion cérébrale, mais il ne la
discute pas. Enfin, les résultats fournis par la
trachéotomie pour prévenir les convulsions sont
aussi plus que contestables ; mais ce que l'on ne
peut nier, c'est l'importance des symptômes qu'il
désigne sous le nom de trachélisme, et sur les-
quels nous aurons occasion de revenir.

Si nous continuons nos recherches dans les
travaux modernes, nous verrons que M. le professeur Axenfeld décrit dans son traité des Névroses (1), sous le nom d'attaques épileptiformes
« les accès convulsifs qui accompagnent les maladies cérébrales, avec altération anatomique
manifeste, mais il est souvent impossible, ajoute-
t-il, de découvrir la moindre différence entre les
attaques dites épileptiformes et celles auxquelles
on donne le nom d'épileptiques. Les symptômes
convulsifs sont-ils isolés, et la lésion qui les occa-

(1) Axenfeld, Névroses, p. 567.

sionne demeure-t-elle latente, ne suscitant aucun trouble fonctionnel, on n'hésite pas à reconnaître l'épilepsie; au contraire, que les accidents apparaissent au milieu d'autres manifestations morbides, symptomatiques de la même altération des centres nerveux, aussitôt ils déchoient du rang de maladie pour n'être plus que des épiphénomènes et recevoir le nom d'épileptiformes; — c'est-à-dire que nous sommes réduits à interpréter diversement le même fait pathologique, suivant le plus ou moins d'obscurité dont ces causes sont environnées. »

Nous répondrons à notre savant maître que les rapports entre les altérations cadavériques et les phénomènes convulsifs ne sont pas prouvés et qu'il est fort possible qu'une partie de ces altérations soit précisément provoquée par les convulsions elles-mêmes.

Mais nous nous rangeons complétement à sa doctrine quant à l'analogie qu'il voit entre les attaques épileptiformes et l'épilepsie, ce qui va nous conduire rationnellement à jeter un coup d'œil rapide sur les caractères de cette névrose convulsive.

Nous établirons d'abord que cet état prodromique inconstant connu sous le nom d'aura sensitive, motrice ou psychique qui précède l'accès épileptique, est l'expression d'un état morbide

qui est fort peu marqué dans les accès convulsifs de la paralysie générale ou du moins qu'il
est bien difficile de saisir. En second lieu, nous
mentionnerons la pâleur du visage et la brusque
suspension de l'activité cérébrale, dont Brown-
Séquard a donné l'explication suivante : le rôle
physiologique des fibres émanant des ganglions
cervicaux du grand sympathique consiste à main-
tenir les artères et les capillaires encéphaliques
dans un certain degré d'amplitude. Or, l'action
de ces filets nerveux porte évidemment sur la
tunique musculeuse de ces vaisseaux. On sait en
effet, comme l'a démontré la belle expérience de
Claude Bernard sur les lapins, que de la section
ou de la paralysie de ces vaso-moteurs résulte *la
dilatation de ces vaisseaux et par conséquent l'hyperémie ; — et que de leur irritation résulte le resser-
rement, et par conséquent l'anémie.*

Si donc on admet une excitation morbide de
ces vaso-moteurs, il s'ensuivra immédiatement
l'anémie de la face et des lobes cérébraux, c'est-
à-dire l'arrêt des fonctions cérébrales et secon-
dairement une hyperémie veineuse dans les
points opposés de l'encéphale.

Suppose-t-on maintenant une exaltation fonc-
tionnelle plus forte se manifestant dans cette

(1) Brown-Séquard, Researches on epilepsy, 1857.

partie des centres nerveux, on obtiendra la période tétanique de l'accès convulsif. De plus, cet excès de puissance motrice se propageant aux nerfs moteurs qui sont dans le voisinage, c'est-à-dire au facial, à l'hypoglosse, au glosso-pharyngien, au maxillaire inférieur, on aura la contorsion de la face, la constriction de la gorge, les mouvements spasmodiques de la langue, l'état tétanique de mâchoires, la raideur des muscles où ces nerfs se distribuent, d'où la paralysie du thorax et la convulsion asphyxiante et ses phénomènes de trachélisme et de laryngisme que nous avons vus dans la théorie de Marshall-Hall. Ensuite, cet excès morbide de la force excito-motrice se transmettra consécutivement aux nerfs moteurs rachidiens et suscitera la convulsion tétanique des muscles du tronc et des membres. Mais une fois cette excitation arrivée à son apogée, elle diminuera d'intensité et apparaîtront alors, sous le nom de convulsions cloniques, *des convulsions intermittentes de la fibre musculaire.* Cette diminution de la force excito-motrice, le physiologiste américain n'en trouve l'explication que dans l'hyperémie veineuse excessive qui se produit dans la moelle par suite de phénomènes asphyxiques. Puis enfin l'accès se termine, soit par une période comateuse et le retour à l'état normal des fonctions du système nerveux, soit par une nouvelle irritation motrice du bulbe et de la moelle provoquant des symptômes convulsifs successivement toniques et cloniques. C'est ce qu'on appelle accès imbriqués et ce qui caractérise particulièrement les accès convulsifs des paralytiques généraux.

Nous pourrions d'abord demander quelles sont les causes de l'irritation de la moelle allongée, de laquelle on fait partir tous les phénomènes des convulsions. Y a-t-il une modification essentielle dans les éléments anatomiques de cette partie de l'axe nerveux ? Ce n'est pas possible, car alors les convulsions ne devraient jamais cesser. Y a-t-il anémie? Y a-t-il hyperémie? C'est là le point de division des auteurs. Hippocrate avait raison contre tous en disant dans ses Aphorismes : «Convulsiones fiunt «vel a repletione, vel ab inanitione.»Quant à nous, nous n'admettons ni l'un ni l'autre de ces états ; nous croyons que c'est à une modification pathologique du sang qu'il faut avant tout attribuer ces troubles fonctionnels, comme nous essayerons de le démontrer, et que la congestion qu'on trouve à l'autopsie est consécutive au drame convulsif et qu'elle est déterminée par lui.

Examinons d'abord ce qu'il faut entendre par *congestion*.

La réponse classique est celle-ci : accumulation

brusque ou lente d'une quantité exagérée de sang
dans les tissus. En second lieu, la congestion
encéphalique est-elle possible? Nous pouvons ré-
pondre à cette question en disant que l'anatomie
descriptive nous apprend qu'aucun vide n'existe
dans l'intérieur du crâne, que son contenu solide
et liquide est incompressible et qu'il n'est par
conséquent susceptible ni d'augmentation ni de
diminution. Nous arriverons alors à conclure
que, pour qu'elle soit possible, il faut qu'elle
existe ou dans les veines ou dans les artères, aux
dépens du sang contenu dans l'un ou l'autre de
ces vaisseaux. — L'anatomie pathologique tend
à démontrer la vérité de cette proposition, car
nous avons souvent constaté que certaines parties
du cerveau étaient hyperémiées quand d'autres
étaient presque exsangues.

Cependant nous ne pouvons laisser passer sous
silence et sans en discuter la possibilité la congestion encéphalique par le déplacemeut du
liquide céphalo-rachidien, son refoulement dans
le rachis ou sa résorption. M. Longet admet,
dans son *Traité de physiologie*, que ce refoulement
du liquide céphalo-rachidien a lieu dans certains
mouvements du cerveau. Certains auteurs sont de
l'avis de M. Longet, d'autres acceptent la résorption par les gaînes lymphatiques décrites par

M. le professeur Robin ou par les veines encéphaliques.

Pour nous, malgré les expériences de M. le professeur Foltz (1), nous n'admettons aucune de ces théories qui ne sont vérifiées par aucun fait présentant un caractère de certitude scientifique. Nous nous en tenons à la congestion d'une portion de l'encéphale aux dépens des autres, opinion émise par Abercrombie et par Pelletan, en France, et partagée aujourd'hui par la plupart des physiologistes. Mais, dans ces conditions, la compression du tissu nerveux n'existe pas et il ne reste plus qu'à examiner si l'hyperémie artérielle peut déterminer une excitation d'où puissent provenir les convulsions.

C'est ce que nous ferons plus loin, quand nous aurons à examiner la valeur de quelques lésions anatomiques que nous avons observées avec la production des accidents convulsifs. Nous avons trouvé dans quelques cas des kystes arachnoïdiens contenant quelquefois une assez grande quantité

(1) Ces expériences consistent à lier les jugulaires d'un cadavre et à injecter de l'eau dans le tissu cellulaire sous-arachnoïdien de la région lombaire. On observe alors, d'après l'auteur, un gonflement des veines du cou et de la face du cadavre. M. Foltz arrive ainsi à conclure que le liquide céphalo-rachidien est le régulateur de la circulation encéphalique.

de liquide citrin. Ces kystes sont formés par une néo-membrane dans laquelle se fait une exsudation de blastème dans lequel naissent rapidement des noyaux embryoplastiques, des fibres lamineuses et des vaisseaux sanguins. Ces kystes contiennent aussi parfois un peu de sang. Ils ne paraissent en aucune sorte liés à la production des convulsions. Tels sont du moins les conclusions de M. le D\ Brunet dans son excellente thèse sur les néo-membranes et les kystes de l'arachnoïde.

Si nous arrêtons maintenant nos réflexions sur le ramollissement de la substance corticale, nous ne verrons pas autre chose qu'une lésion cérébrale constante *de la péri-encéphalite*, résultant de l'apoplexie capillaire de cette partie de l'encéphale, apoplexie déterminée par des causes quelconques, peut-être par la formation d'infarctus, mais dans tous les cas n'ayant aucun rapport direct avec les troubles fonctionnnels qui nous occupent.— Quant au piqueté rouge, quelquefois si visible à la coupe, il représente de véritables hémorrhagies en miniature qu'il faut rattacher, comme l'ont fait MM. Charcot et Bouchard, à des ruptures d'anévrysmes des capillaires.

Il ne nous reste donc qu'à examiner les lésions de la moelle et des viscères thoraciques et abdominaux. Mais le caractère essentiel de ces lésions est l'inconstance ; nous ne pouvons donc pas rationnellement y chercher des rapports directs de causalité.

§ II.

Nous avons vu que les phénomènes morbides qui caractérisent la cachexie paralytique, outre les convulsions, étaient l'anesthésie, la paralysie, le tremblement.

D'abord, que sont les convulsions considérées dans leur acception propre? On sait que ce sont des états morbides de la motilité caractérisée par des contractions anormales des muscles de la vie de relation, que les spasmes sont ceux de la vie végétative. On sait aussi que les convulsions ont pour agents les nerfs cérébro-spinaux, les spasmes ceux de la vie organique; quoique cependant il y ait des organes, comme le pharynx, comme l'intestin et l'estomac qui sont animés par ces deux espèces de nerfs.

Etablissons également:

1° Que les symptômes produits par la contraction musculaire considérée en elle-même sont la rigidité des muscles et la saillie des tendons.

2° Que les symptômes immédiats sont l'anémie des muscles contractés, l'hyperémie des autres tissus, l'hémorrhagie capillaire et les troubles des mouvements des membres où se produit la convulsion.

Cela posé, quels sont les éléments organiques qui interviennent dans la manifestation d'un mouvement normal ou pathologique? Ce sont :

1° La fibre musculaire contractile,

2° La fibre nerveuse.

La première est l'élément mécanique de la contraction ; la seconde est l'élément conducteur de la puissance innervante, de cet agent inconnu qui part des centres nerveux, de l'influx nerveux en un mot.

La physiologie expérimentale a depuis long-temps démontré que les convulsions se produisaient sous l'influence d'une *excitation* par un corps étranger. Nous ne retracerons pas toutes les expériences faites sur la moelle et les différents faisceaux de cette substance.

Mais nous nous arrêterons au mot excitation dans le sens qu'on donne généralement au phénomène produit, et qui signifie pour tous les physiologistes excès de la force motrice.

Pour nous, il signifie le contraire, comme nous essayerons de le démontrer ; ce qui nous permet de considérer la pointe du bistouri de l'expérimentateur comme un instrument analogue à l'excitateur électrique amenant, comme lui, une décharge d'un fluide inconnu ou plutôt des phénomènes qu'il faut rapporter aujourd'hui aux transformations du mouvement et de la chaleur.

Nous croyons inutile de discuter ici les différentes actions du centre nerveux céphalo-rachidien ; bornons-nous à dire qu'en général, il agit surtout comme conducteur des impulsions motrices et des impulsions sensitives et enfin comme foyer d'innervation motrice. Cette question est assez connue et ne jetterait d'ailleurs aucun jour sur le problème qui nous occupe. N'omettons pas de signaler que le sang est le seul excitateur du système nerveux et que l'état pathologique de ce liquide détermine des troubles divers dans l'innervation, que M. Claude Bernard a démontré dans son cours sur la physiologie du système nerveux. Parmi celles sur lesquelles notre attention a été le plus vivement attirée, nous mentionnerons la production immédiate des convulsions chez les animaux par la ligature des carotides. Ce fait est pour nous la clef du problème des phénomènes convulsifs, car il nous démontre de la façon la plus énergique que, dès que le système nerveux manque de son excitant naturel, les convulsions éclatent subitement.

Comme second phénomène morbide observé chez nos malades, nous avons mentionné l'anesthésie, c'est-à-dire la privation de la sensibilité.

Qu'est-ce que la sensibilité ?

C'est, comme on le sait, la propriété de nos tissus de percevoir la sensation. Cette propriété exige :

A. Des extrémités nerveuses sensibles au contact des agents extérieurs et aux modifications spontanées que subissent les diverses parties du corps ;

B. Des nerfs conducteurs sensitifs ;

C. Le sensorium qui transforme les impressions en sensations.

Dans l'état pathologique, la sensation peut arriver aux centres nerveux et se détruire, c'est ce qui s'observe dans les lésions organiques de l'encéphale. Mais, si le foyer de l'innervation est altéré, si l'innervation ne se fait plus, quand bien même les nerfs conducteurs sensitifs et les extrémités nerveuses n'auraient éprouvé aucune modification morbide, l'anesthésie apparaîtra avec d'autres phénomènes nerveux concomitants, ayant la même étiologie physiologique, c'est-à-dire avec la paralysie, avec le tremblement et les convulsions.

Qu'est-ce en effet que la *paralysie* ? La perte de la faculté de contractilité musculaire, sous l'influence des excitants ordinaires, c'est-à-dire l'impulsion de la volonté, une impulsion sensitive donnant lieu à un mouvement réflexe, ou enfin une action spontanée des centres moteurs. Cette

définition, que nous empruntons à M. le professeur Axenfeld, est suivie de l'explication suivante
de cet auteur : « D'après cela les membres de-
vront être considérés comme étant le siége d'une
paralysie, si le malade est impuissant à les
mouvoir volontairement, même quand on y ver-
rait s'y produire des contractions énergiques à la
suite du pincement de la peau (c'est-à-dire des
mouvements réflexes), quand même l'électricité
ou tout autre stimulant artificiel y démontrerait
la persistance de la contractilité musculaire. »

Il nous suffit maintenant de donner la définition simple du *tremblement* pour voir la connexité
qui existe entre ce trouble de la motilité que nous
avons observé chez nos paralytiques en état de
convulsion et les autres phénomènes morbides
dont nous venons de parler. Le tremblement est
en effet caractérisé, comme on le sait, par une
succession de petites secousses convulsives et par
la faiblesse des contractions volontaires des muscles. C'est pour ainsi dire le trait d'union pathologique entre la paralysie et la convulsion.

Avant de conclure, empruntons encore quelques faits à la physiologie expérimentale.

Nous savons, grâce aux beaux travaux d'Hel-
moltz, que la contraction musculaire est formée
de secousses multiples, phénomène qui a fait
considérer la contraction comme des tétanos

commandés par la volonté, et duquel Weber, après sa découverte du tétanos électrique au moyen de courant rapidement interrompu conclut que le tremblement des paralytiques n'est qu'une fusion incomplète de ces secousses, due à un défaut d'innervation.

Aëby et après lui le jeune professeur du Collége de France, le Dr Marey (1), ont prouvé expérimentalement le mécanisme de la fusion des secousses musculaires. Ces secousses produites à de courts intervalles, et dont chacune n'a pas le temps de s'accomplir en entier avant que la seconde arrive, se fusionnent en effet parfaitement, et plus ces secousses sont fréquentes, plus la fusion est complète, à tel point qu'avec une fréquence donnée toute secousse cesse d'être visible.

Quant à cette secousse elle-même, élément primitif de la contraction, elle est due à la formation dans chaque fibre musculaire d'une onde qui parcourt cette fibre dans toute sa longueur. Donc, suivant le degré d'amplitude, de la durée, de la forme de ces secousses et de la rapidité de leur mode de succession, on expliquera les modifications de la fonction motrice des muscles. Les secousses musculaires seront d'autant plus amples,

(1) Revue des cours scientifiques, 1867, p. 833.

d'autant plus rapides et fréquentes que l'excitation qui les a provoquées a été plus intense. Inversement elles seront plus prolongées, lentes et rares en raison du peu d'énergie qui les provoque.

Il est facile, d'après ces données de l'expérimentation physiologique, de se rendre un compte exact du tremblement et de l'embarras de la parole de nos paralytiques.

Quant aux différents phénomènes attribués à la paralysie des vaso-moteurs et représentée par l'asphyxie, ils n'ont d'autre cause que le ralentissement de l'innervation dans les centres nerveux d'où émergent les nerfs crâniens, et ils ne sont que les phénomènes secondaires, soit de l'arrêt de la circulation nerveuse dans un organisme ruiné par la cachexie, soit des qualités nutritives et excitantes du sang.

CONCLUSIONS.

1° Les accès convulsifs de la paralysie générale ont pour cause le ralentissement de l'innervation due à une excitation incomplète des centres nerveux.

2° Les convulsions ne sont que la décomposition de la contraction musculaire en ses éléments primitifs.

3° Les phénomènes d'asphyxie sont dus à l'interruption des mouvements respiratoires par suite de la paralysie des muscles inspirateurs.

4° La congestion des centres nerveux est consécutive à l'accès convulsif; elle est déterminée par les troubles de l'hématose.

OBSERVATIONS.

OBSERVATION 1re. — B..., 45 ans, célibataire.

Symptômes observés à son entrée à Charenton : affaissement de l'intelligence. Il répond aux questions qu'on lui adresse en bégayant quelques mots incompréhensibles; tremblement très-marqué des muscles de la face. Démarche mal assurée.

Quatre jours après, accès épileptiformes ; six coup sur coup. Ces attaques le laissent dans un coma profond suivi d'insensibilité et de petits mouvements dans tout le coté droit.

Le lendemain, le malade a repris connaissance ; la sensibilité ainsi que le mouvement sont revenus dans le côté droit, et, phénomène remarquable, l'intelligence est moins obtuse que le jour de son entrée dans le service.

Le malade était assez bien depuis cette époque, lorsque le 16 décembre il fut trouvé mort dans son lit.

Autopsie vingt-quatre heures après la mort. Aucune injection de méninges. Celles-ci adhèrent fortement avec la substance grise au niveau de la scissure de Sylvius et sur tout le lobe frontal ; pas d'adhérences à la partie postérieure des hémisphères. La substance grise paraît anémiée. La substance blanche est plus résistante qu'à l'état normal.

Obs. II. — A..., 40 ans, officier de lanciers, marié, est atteint d'une démence paralitique. Quand il parle, les muscles de la face sont violemment agités de mouvements convulsifs. La parole est lente et très-embarassée.

Six mois après son entrée dans le service de M. Calmeil, attaques épileptiformes, au nombre d'une trentaine, qui se succèdent sans interruption. Il succombe le lendemain sans avoir repris connaissance.

Autopsie vingt-quatre heures après la mort. Cerveau gorgé de sang. La pie-mère est extrêmement adhérente à la substance corticale, substance grise très-ramollie et injectée. En certains endroits, elle présentait une coloration lie de vin. Injection intense du bulbe.

Obs. III.— M..., femme M..., est atteinte de démence paralytique.

Deux ans après son entrée, attaque convulsive, caractérisée par la perte de connaissance, la rigidité des membres; quelques convulsions cloniques. Cet accident est suivi d'une grande faiblesse qui ne lui permet pas de faire deux pas sans chanceler; main gauche fléchie sur le poignet et dans l'adduction; les doigts sont fléchis; on ne peut les étendre. Diarrhée très-abondante, qui résiste à tous les opiacés et aux astringents.

Mort sans convulsions trente-cinq jours après l'accès épileptiforme.

Autopsie vingt-cinq heures après la mort. Pas de traces de productions néo-membraneuses sur la face interne de la dure-mère; 125 grammes de liquide dans la cavité des ventricules et dans celle de l'arachnoïde. Les deux hémisphères sont sensiblement égaux en poids; le droit pèse 39 grammes de moins.

Poids des deux hémisphères.	866	grammes.
Protubérance.	13	»
Bulbe.	7	»
Cervelet.	145	»
Total.	1,031	»

Injection des membranes ; légère opalescence des vaisseaux. Glandules de Pacchioni très-developpées.

Tout le cerveau est ramolli et imbibé de sérosité. Ce ramollissement est surtout notable sur les parties qui limitent les ventricules latéraux. La surface ventriculaire est injectée et tachetée dans toute son étendue de petits points violacés qui sont produits par de petites suffusions sanguines au-dessous de la membrane ventriculaire. La substance blanche et la substance grise sont injectées. Les membranes entraînent presque partout des portions de substance corticale; la moelle est saine.

Le cœur contient des caillots fibrineux, blanchâtres dans les deux ventricules. Son poids est de 220 grammes. Pas de lésions valvulaires.

Quelques tubercules à l'état crétacé dans les sommets des poumons, ainsi que quelques petites cavernes.

Ulcération dans le gros intestin et dans l'intestin grêle, au niveau des plaques de Peyer.

Obs. IV. — C.... (Pierre), 38 ans, est atteint de paralysie générale, caractérisée par l'affaissement de l'intelligence et de la motilité, par l'embarras de la parole, le tremblement des lèvres et des membres.

Le 3 janvier 1865, convulsions épileptiformes à dix heures du soir, à minuit et à six heures du matin. Elles durent quatre à cinq minutes chacune. Elles portent sur tous les membres et *ne sont pas accompagnées de perte de connaissance.*

Le 12. Affaiblissement considérable, état comateux, membres roides; il est difficile de les étendre. Abolition de la sensibilité aux membres. Dans la journée, convulsions des muscles du cou et du bras du côté droit, suivies de mouvements spasmodiques dans les membres thoraciques, plus marqués à droite. Tremblement excessif des lèvres. 88 pulsations.

Le 13. Cris inarticulés pendant toute la nuit dernière. Saignée de 400 grammes.

Le 14. 80 pulsations, convulsions dans tout le côté droit.

On ne peut obtenir aucune parole. Injection de la conjonctive du côté droit. Tartre stibié, 0,10 dans un pot d'orge.

Le 15. Persistance des convulsions dans le même côté, mais moins accentuées qu'hier. Diarrhée. Tartre stibié, 0,10 dans un pot d'orge.

Le 16. Nuit très-agitée ; les convulsions persistent ; les membres et le cou sont raides. Sensibilité moins obtuse. 10 ventouses scarifiées à la nuque.

Le 17. Agitation continue. Cris inarticulés. Tartre stibié, 0,05 dans un pot d'orge.

Le 19. Persistance de convulsions. Ecchymoses sous-conjonctivales à l'œil droit ; pupilles contractées. Tartre stibié, 0,05 gr.

Le 20. Agitation ; pouls très-accéléré (on ne peut compter les pulsations). La peau est rouge et couverte de sueur. Orge stibiée, 0,05 gr.

Le 21. 100 pulsations, quelques convulsions du côté droit. Orge stibiée, 0,10 gr.

Le 22. Même état ; les convulsions redeviennent plus intenses et se montrent des deux côtés. Eau-de-vie allemande, 40 gr.

Le 23. Le malade ne peut plus avaler. Agitation ; contracture du côté droit ; il faut employer une grande force pour ramener l'avant-bras fléchi dans l'extension. Il présente toujours quelques mouvements convulsifs des deux côtés, mais plus marqués à droite. Grincements de dents ; 96 pulsations.

Le 24. 136 pulsations ; le malade ne peut rien prendre ; les membres sont toujours très-raides avec prédominance de la rigidité du côté droit. Convulsions dans les membres des deux côtés du corps, plus marquées dans les supérieurs que dans les inférieurs, du côté droit que du côté gauche. A chaque instant la lèvre supérieure est tirée à gauche, en haut et en dehors ; la lèvre inférieure l'est également du même côté ; les muscles des mâchoires sont contractés. Bouillons avec la sonde œsophagienne.

Le 26. Hier le malade a eu le hoquet pendant presque toute la journée, cessant en certains moments pour reparaître ensuite. Membres supérieur et inférieur du côté droit plus raides que ceux du côté gauche, et présentant quelques mouvements convulsifs. Convulsions continuelles dans tout le côté gauche de la face. 136 pulsations. Bouillons avec la sonde œsophagienne.

Le 27. Même état ; convulsions dans le côté gauche de la face très-intenses.

Le 28. Mort.

Autopsie quarante-trois heures après la mort.

290 grammes de sérosité dans la cavité de l'arachnoïde. L'hémisphère droit pèse 25 grammes de moins que le gauche.

```
Poids des hémisphères cérébraux. . . .    857
        du cervelet. . . . . . . . . . . .    145
        de la protubérance. . . . . . . .     25
                                            ─────
                             Total. . . .   1027
```

La face interne de la dure-mère présente dans toute son étendue, excepté au niveau des fosses cérébrales postérieures, de petites pellicules d'un blanc grisâtre, d'une ténuité très-grande, et dont on peut enlever dans certains points des lambeaux de $0^m,01$ à $0^m,02$; tandis que dans d'autres ils cèdent sous la moindre pression des pinces. On dirait dans ce dernier cas une solution gommeuse un peu consistante.

Dans les fosses cérébrales postérieures, on trouva çà et là, dans quelques points, un léger enduit rougeâtre complétement liquide. Les membranes viscérales sont opalescentes à la face externe, dans l'espace de 4 à 5 centimètres, à partir du bord interhémisphérique.

Cette opalescence n'existe pas à l'extrémité du lobe postérieur. On observe des suffusions sanguines dans l'épaisseur des membranes, à la face externe de l'extrémité du lobe postérieur gauche.

La face interne des ventricules latéraux est parsemée de nombreuses vésicules miliaires dans presque toute son étendue, mais beaucoup plus marquées au niveau du corps strié et de la couche optique que dans tous les autres points.

La face interne du ventricule du cervelet est également parsemée de nombreuses vésicules miliaires.

On constate en outre une extravasation sanguine dans l'étendue de 4 à 5 centimètres à la face externe du lobe postérieur.

La substance grise des circonvolutions est injectée, ramollie et imbibée de sérosité. La substance blanche paraît plus consistante qu'à l'état normal.

Les membranes du cervelet entraînent aussi avec elles de nombreux lambeaux de substance corticale.

La moelle paraît saine. Le poumon droit présente dans les trois quarts inférieurs une pneumonie lobulaire. Congestion hypostatique du sommet du poumon gauche.

Pas de lésions valvulaires au cœur. Les reins ont subi dans quelques points un commencement de dégénérescence graisseuse. Les colonnes de Bertin sont hypertrophiées.

Obs. V. — N... (Jean), 46 ans, a eu, il y a sept ans, *une attaque de paralysie* pour laquelle il est resté deux mois à l'hôpital Saint-Antoine. Depuis il est hémiplégique du côté droit et marche difficilement.

Depuis deux mois, l'hémiplégie a fait des progrès. La parole est embarrassée; la langue est déviée à gauche; contracture du bras et de la jambe du côté droit; sensibilité normale, douleurs intermittentes dans la jambe droite.

Le 25 mars suivant, mort subite.

Autopsie trente heures après la mort. Rigidité cadavérique très-prononcée.

Cœur. — Hémorrhagie abondante du péricarde qui est distendu par le sang. Poids du cœur et de l'épanchement sanguin contenu dans le péricarde, 1150 grammes.

Sang contenu dans le péricarde, 400 gr. Pas de caillots dans le cœur; pas de rétrécissement ni d'insuffisance valvulaire; l'hémorrhagie s'est faite par l'artère aorte à 1 ou 2 centimètres des valvules sigmoïdes.

Cavité crânienne, 80 gr. de sérosité dans l'arachnoïde. La pyramide antérieure du bulbe paraît notablement hypertrophiée; membranes viscérales injectées ; l'encéphale est imbibé de sérosité ; adhérences de la pie-mère avec la la substance grise, mais beaucoup plus marquées sur le cervelet que sur le cerveau; ramollissement considérable de l'encéphale; le corps strié gauche est presque entièrement détruit par un ancien foyer hémorrhagique et remplacé en grande partie par une tumeur cellulaire imbibée de sérosité.

En résumé, hémorrhagie du corps strié gauche, hémiplégie à droite, atrophie de la pyramide antérieure, embarras de la parole, tremblement, muscles tétanisés, pas de convulsions, mort subite par suite de la rupture de l'aorte. Mêmes caractères anatomiques que ceux de la paralysie générale, avec complication de convulsions épileptiformes.

Obs. VI. — B.... (Pierre) est atteint de paralysie générale depuis deux ans. Depuis lors, la paralysie a augmenté à mesure que l'intelligence diminuait d'une manière lente et graduelle.

Aujourd'hui, le malade est très-affaibli. On observe une raideur très-marquée dans le bras droit. Anesthésie à peu près complète.

Le 13. Depuis trois jours, le malade a des secousses convulsives dans tous les membres. Sueurs abondantes sur tout le corps. Affaiblissement excessif. Eschares au sacrum

Le 14. Mort.

Autopsie, faite 24 heures après la mort.

Rigidité cadavérique très-prononcée.

Le rein droit a subi une dégénérescence granulo-graisseuse. Le rein gauche, de forme irrégulière, pèse 20 grammes de moins que le droit.

Cœur, volumineux.

Poumons. — Congestion hypostatique des deux poumons.

Moelle. — La consistance paraît plutôt augmentée que diminuée. L'atrophie porte sur la substance grise.

Cervelet. — Le cervelet est volumineux. Les membranes qui sont un peu épaissies entraînent avec elles dans quelques points seulement de la substance corticale.

La pie-mère, dans les anfractuosités qui séparent les circonvolutions s'enlève facilement.

Cerveau. — Sérosité abondante dans la cavité de l'arachnoïde. Adhérences considérables de la pie-mère avec la substance grise beaucoup plus marquée à gauche qu'à droite. Substance grise très-injectée et très-ramollie. La surface interne des ventricules du cerveau et du cervelet est parsemée de nombreuses vésicules miliaires.

Obs. VII. — A. (Félix), atteint de paralysie générale, caractérisée par une agitation maniaque excessive, par l'embarras de la parole, un délire ambitieux et des hallucinations très-actives de l'ouïe et de la vue. En quelques mois, cet état se transforme en une forte dépression et revêt la forme hypochondriaque. Faiblesse extrême ; le malade ne peut faire un pas sans chanceler.

Tout à coup, attaque convulsive, caractérisée d'abord par la roideur des muscles et quelques heures plus tard par des convulsions des muscles de la face et l'impossibilité de parler. Sinapismes aux membres inférieurs ; saignée de 400 grammes. Pas d'amélioration. Sensibilité abolie ; pouls à 108.

Le 4 janvier, six jours après l'apparition des premiers accidents convulsifs, convulsions cloniques plus marquées à gauche qu'à droite et occupant la face, le cou, les bras et les jambes. La jambe gauche est fléchie ; on ne peut l'étendre que difficilement ; il en est de même du bras gauche.

Les convulsions cessent à deux heures du soir et reparaissent à neuf heures pour se continuer toute la nuit.

Le 6. Même état, grincements de dents.

Le 26. Depuis quelques jours, le malade était un peu moins mal. Il est pris aujourd'hui à quatre heures du soir de convulsions de la face; les membres sont dans une demi-rigidité.

Le 29. Affaiblissement progressif. Jambe gauche toujours contractée, bras gauche fléchi.

Le 16 février. Nouvelle attaque convulsive avec les mêmes caractères.

Le 17. Les muscles de la face sont toujours agités par des mouvements convulsifs plus marqués à gauche. Mouvements spasmodiques des paupières. Grincements de dents. Contracture des bras et des jambes plus marquée à gauche qu'à droite. Sensibilité abolie du côté gauche, conservée à droite.

Le 20. Même état.

Les convulsions qui avaient cessé depuis deux jours ont reparu du côté gauche. Contracture des membres. Grincements de dents.

Le 2 avril. Les convulsions se rencontrent encore à la face.

Le 6. Les convulsions intéressent tout le côté gauche. Elles sont peu intenses. Elles cessent le soir.

Le 7. Contracture de tous les muscles. Le malade ne peut rien prendre.

Le 8. Même état.

Le 9. Les convulsions cessent.

Le 17. Contracture des muscles du côté gauche.

Le 17 juin. État moins mauvais. Calme.

Le 12 août. La contracture reparaît dans tout le côté gauche.

Le 13. Convulsions cloniques des muscles de la face. Écume à la bouche. Ventouses scarifiées à la nuque.

Le 14. Même état.

Le 15. Même état. Lavement avec sulfate de soude, 30 grammes.

Le 16. Pouls à 120. Mort à six heures du soir.

L'autopsie n'a pas été faite.

En résumé, ce malade a été, pendant près de sept mois, sous l'influence d'accès convulsifs qui ne cessaient que pour faire place à la contraction des muscles, principalement du côté gauche. Cet état de contraction paraît bien être sous la dépendance du même état pathologique que les convulsions, à un degré d'intensité moindre, le tremblement et l'embarras de la parole étant eux-mêmes la manifestation d'un degré inférieur. En un mot, il y a dans ces différents phénomènes morbides une connexité évidente que nous rattachons à la même cause pathologique.

Obs. VIII. — B.... est une femme atteinte de paralysie générale, caractérisée par la contraction de la pupille gauche, l'embarras de la parole, le délire ambitieux, l'affaiblissement des membres inférieurs, etc.

Cet état reste stationnaire pendant plusieurs mois.

Le 13 novembre. Fièvre considérable, pouls petit et accéléré; grincements de dents, tremblements convulsifs des mains, plus marqués à droite.

Le 25. Jusqu'à ce jour, l'état est resté le même. A trois heures du soir, accès convulsif violent, caractérisé par la fixité du regard, la rigidité des membres, la rougeur de la face. Cet état n'a duré que quelques minutes.

Le 26. Contracture des membres, grincements de dents.

Le 6 décembre. Convulsions très-fortes des muscles de la face et des bras, très-intenses du côté droit; pupilles contractées, affaiblissement considérable.

Le 7. Les convulsions prédominent toujours à droite.

Le 8. Mort dans la soirée.

Autopsie, quarante heures après la mort.

Méninges. Le feuillet pariétal de l'arachnoïde est recouvert dans toute la partie qui correspond à la face inférieure des hémisphères cérébraux d'une néo-membrane beaucoup plus épaisse à gauche qu'à droite, s'étendant en avant jusque dans les fosses cérébrales, un peu plus loin à gauche qu'à droite.

Du côté gauche on peut la séparer dans toute son étendue du feuillet pariétal qu'elle recouvre. Quand on a enlevé cette membrane, le tissu fibreux de la dure-mère se voit mieux qu'à l'état normal. La néo-membrane est ponctuée de sang qui a conservé sa coloration normale, et dans certains points cette ponctuation a conservé un rouge assez vif. A droite, cette membrane est beaucoup moins épaisse, moins résistante, et c'est avec peine qu'on peut en enlever des lambeaux de quelques centimètres. Même coloration que du côté gauche.

Les membranes cérébrales sont un peu injectées. Elles adhèrent à la substance corticale, dans les points suivants: L'extrémité antérieure du lobule de l'insula, la partie antérieure de la circonvolution du corps calleux, quelques points disséminés çà et là sur le lobe antérieur. A droite, les adhérences sont beaucoup moins marquées, et les membranes n'entraînent avec elles que des points presque imperceptibles de substance corticale. Cette substance a sa coloration normale; la substance blanche n'est pas injectée, mais est très-ramollie.

Pas d'adhérences au cervelet. Aspect chagriné du plancher du 4e ventricule. Poumon gauche : à la partie inférieure, il présente une pneumonie lobulaire caractérisée par de la friabilité, de l'augmentation de densité, et une coloration rougeâtre. Les morceaux de cette substance vont au fond de l'eau.

Reins. — Ils sont tous deux très-hyperémiés et présentent des points de dégénérescence granulo-graisseuse.

Paris. A. Parent, imprimeur de la Faculté de Médecine, rue Mr-le-Prince, 31.